QUELQUES CONSIDÉRATIONS

SUR LE

DÉVELOPPEMENT

DE LA SENSIBILITÉ

AUX DIVERSES ÉPOQUES DE LA VIE DE LA FEMME

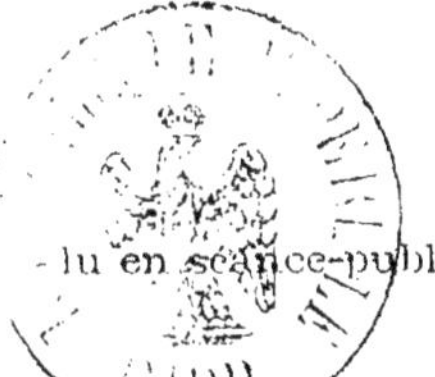

DISCOURS

lu en séance publique de la Société Impériale de Médecine de Bordeaux,

Par le Dr Charles DUBREUILH,

Chirurgien et professeur d'accouchements à l'hôpital de la Maternité;
lauréat et membre de la Société de Médecine de Bordeaux; lauréat de la Faculté de Médecine
de Montpellier, de l'Académie Impériale de Médecine de Paris,
membre correspondant de l'Académie des Sciences et Lettres de Montpellier, de la Société
médico-chirurgicale de cette ville, de la Société médico-pratique de Paris,
des Sociétés de Médecine de Toulouse, Lyon, Poitiers, Anvers, etc.

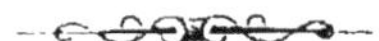

BORDEAUX

IMPRIMERIE GÉNÉRALE DE Mme CRUGY,

rue et hôtel Saint-Siméon, 16.

1859

QUELQUES CONSIDÉRATIONS

SUR LE

DÉVELOPPEMENT DE LA SENSIBILITÉ

AUX DIVERSES ÉPOQUES DE LA VIE DE LA FEMME.

MESSIEURS,

Le plus varié, le plus abondant et le plus riche de nos écrivains n'a pas craint d'avouer que celui qui se propose de faire un livre emprunte du feu chez son voisin, l'allume chez soi, le communique à d'autres, et que dès lors il appartient à tous. Mais Voltaire veut qu'un ouvrage livré au public présente ou des choses neuves, ou des choses utiles, ou du moins infiniment agréables. Nous craignons que l'accomplissement de plusieurs de ces préceptes ne puisse se concilier avec la sévérité de nos études habituelles, et que, plus exercé dans l'art d'observer la nature que dans celui de la peindre, nous n'ayons pu réussir à répandre quelques grâces littéraires sur un sujet auquel on rapporte généralement l'idée de tout ce qui est gracieux et agréable.

Ninon, dans ses entretiens avec Bernier, adressait aux écrivains de son siècle le reproche suivant : « Les philosophes ne nous ont pas sérieusement étudiées, et nous avons été pour eux, comme pour nos amants, l'objet d'un goût léger, plutôt que d'une occupation véritable. » Aujourd'hui, Messieurs, ce reproche n'est plus acceptable; les sciences médicales et la philosophie ont fait de cette moitié du genre humain, qui, par sa faiblesse, réclamait d'une manière plus pressante leurs bienfaisantes applications, le sujet de leurs études particulières. L'histoire médicale et philosophique de la vie des femmes est faite, avec les traits physiques et moraux qui les caractérisent, les passions qui les asservissent et les maladies qui les travaillent.

Notre but, dans cette séance, est de jeter quelques considérations sur le développement de la sensibilité de la femme aux diverses époques de sa vie; question pleine d'intérêt, Messieurs.

Comment, en effet, la femme, avec la susceptibilité si vive de son système nerveux, avec la flexibilité de ses organes, pourrait-elle être bien connue du médecin, si l'on oubliait la principale portion de son existence, cette sensibilité enchanteresse et expansive qui lui inspire ses sentiments les plus mystérieux, ses amours, ses passions, et jusqu'à ses caprices même?

Les principaux traits de l'organisation intime de la femme se manifestent depuis ses premières années jusqu'à son extrême vieillesse, dans ses affections morales comme dans son système physique, dans ses jouissances comme dans ses douleurs. Sa condition présente, dans tous les points et dans toutes les époques de la vie, une série d'oppositions et de contrastes qui exigent une direction toute particulière des différents moyens qui contribuent à l'entretien de la vie et à la conservation de la santé. La sensibilité, dans le sujet que nous avons l'intention d'esquisser devant vous, n'est autre chose que l'aptitude de la femme à s'émouvoir, et nous ne prétendons point faire allusion à cette sensibilité, soit animale, soit organique, à laquelle une école célèbre, celle de Condillac, a rattaché les phénomènes de l'intelligence et de la volonté humaine. Elle prendrait, a dit un charmant écrivain, le Dr Cerise, le nom d'*émotivité*, si l'Académie Française, à défaut d'une Académie plus compétente, nous y avait autorisés. Nous ne voulons point discuter sur les mots, ni épiloguer sur celui de *sensibilité;* notre bienveillant auditoire adoptera avec nous le sens vulgaire que nous lui attachons, et ne nous inquiétons point de l'usage et de l'abus que les savants en ont fait.

La femme, Messieurs, n'est pas seulement femme par une série ou un appareil d'organes où la physionomie sexuelle se montre avec plus d'expression, ou par des attributs enchanteurs que nous nommons *charmes;* elle est femme par son excessive sensibilité, qui forme le fond de tous les tableaux que la plupart des moralistes et des médecins ont tracés de son caractère, afin de mettre en évidence la source principale de ses défauts, la cause la plus générale de ses maladies.

Dans la première enfance, le développement de cette sensibilité est assez difficile à étudier. Enfants égaux de la nature, dit Roussel, l'homme et la femme, dans les premières années de la vie, ne paraissent point, au premier aspect, différer l'un de l'autre : ils ont à peu près le même air, la même délicatesse d'organes, la même allure, le même son de voix. Assujettis aux mêmes fonctions et aux mêmes besoins, souvent confondus dans les mêmes jeux dont on amuse leur enfance, ils n'excitent, dans l'âme du spectateur qui les contemple avec plaisir, aucun sentiment particulier qui les distingue; ils lui paraissent tous les deux recommandables par ce tendre intérêt qu'excite toujours en nous la vue de l'innocence jointe à la faiblesse.

Cependant, Messieurs, en étudiant les mouvements et les actions de la femme, même dans les premiers développements de sa constitution physique, ne vous a-t-il pas semblé découvrir comme nous des traces de cette exquise sensibilité dans ses mouvements plus gracieux, son goût plus délicat, son aptitude merveilleuse pour les arts d'agrément, son tact plus parfait, sa prévoyance plus affectueuse, sa piété plus vive, ses caresses plus tendres? Déjà, petite fille, elle sait faire rayonner autour d'elle, dans les familles, d'irrésistibles et prestigieuses influences. Son œil, comme dit Cabanis, entend toutes les paroles; son oreille voit tous les mouvements, et, par le comble de l'art, elle sait presque toujours faire disparaître cette continuelle observation sous l'apparence de l'étourderie ou d'un timide embarras.

La sensibilité est un des premiers rayons qui s'échappe de son âme, et qui se distingue de bonne heure par la nature de ses penchants. La jeune fille, d'après un philosophe moderne, sait que tel geste et telle attitude ne sont point indifférents pour plaire, longtemps avant de se douter du motif pour lequel on veut plaire. Sa mobilité nerveuse, quoique vive, ne peut guère alors se prêter à aucun sentiment capable d'empoisonner l'existence. Les causes les plus légères occasionnent des impressions aussi vives que passagères. L'imagination embellit tous les objets; une piquante étourderie, une inconstance extrême, variant d'une manière enchanteresse la scène de la vie, la sensibilité est occupée aux moindres frais possibles. Des tristesses et des joies également éphémères se succèdent avec rapidité; on rit et on pleure presque au même instant, et la femme arrive ainsi, par une route semée de fleurs, à cette époque où des facultés nouvelles vont concentrer davantage ses émotions.

La sensibilité qui, durant une partie de l'enfance, ne se manifeste presque qu'à l'état rudimentaire, progresse, à l'approche de l'adolescence de la femme, d'une manière peut-être plus rapide que l'agrégat matériel. Une révolution inattendue, merveilleuse, s'opérant dans ses organes, elle éprouve des sensations inconnues. En présence de cet admirable travail de la puberté, le médecin ne peut rester indifférent. Quel riche trésor, Messieurs, pour l'observateur ! Quel vaste champ pour la physiologie et l'hygiène ! Que de phénomènes, tant physiques qu'intellectuels !

Mieux que les modernes, les anciens avaient compris toute la gravité qu'offre la transition du premier au deuxième âge de la vie des femmes. Pour cette époque de l'existence, la législation romaine prescrivait des cérémonies religieuses particulières. La famille entière se réunissait et célébrait, par des festins, l'entrée de l'enfant dans la puberté. Les poupées, les jouets de la jeune fille, instruments du jeune âge qui s'éloignait d'elle, étaient sacrifiés à Vénus ; et, après lui avoir enlevé la boule d'or (*bulla*) qui, appendue à son cou, retombait sur sa poitrine, on ne lui laissait que la robe prétexte, qu'elle conservait jusqu'à son mariage.

A peine soumise à l'influence de la puberté, la sensibilité de la femme prend un nouvel essor ; son développement progressif entraîne la succession rapide des émotions les plus diverses, le besoin d'en rechercher sans cesse de nouvelles et de plus vives ; et cette succession rapide d'émotions, qui est à la fois un tourment affreux et un impérieux besoin, est l'écueil contre lequel viennent se briser trop souvent son repos, sa santé et sa raison.

Tel est, Messieurs, le cercle fatal dans lequel se débat l'exquise sensibilité de la femme. C'est ainsi qu'à peine sortie de l'enfance, ce temps de faiblesse et de pleurs, à peine commence-t-elle à connaître le prix de la santé, à briller des charmes de la jeunesse et à goûter les plaisirs si naturels à cet âge, qu'elle se voit menacée de perdre chaque mois tous ces précieux avantages.

Heureusement que cette aptitude à s'émouvoir, que ces chocs si fréquemment réitérés, qui ont leur retentissement dans les profondeurs de l'organisme, n'en dérangent pas toujours l'harmonie et n'en altèrent pas les fonctions; cette époque du développement de la sensibilité de la femme est aussi celle du réveil d'une autre existence. Roussel, par la sagacité de ses recherches et par le charme pénétrant de son style, a donné le portrait suivant de cette époque de la vie dans son système physique et moral :

Tout s'anime alors dans la femme ; ses yeux, auparavant muets, acquièrent de l'éclat et de l'expression; tout ce que les grâces légères et naïves ont de piquant, tout ce que la jeunesse a de fraîcheur, brille dans sa personne. De ce nouvel état, il résulte en elle une abondance de vie qui cherche à se répandre et à se communiquer. Elle est avertie de ce besoin par de tendres inquiétudes et par des élans qui ne sont que la voix tyrannique et douce de la volupté. Pour intéresser puissamment toute la nature à sa situation, elle semble appeler le plaisir à son secours; alors tout s'empresse, tout vole au-devant de la beauté pour la servir et briguer le bonheur de recevoir ses chaînes.

C'est dans la belle partie de cet âge que se font les véritables développements de la sensibilité, que les qualités morales inhérentes au sexe, la pitié secourable, la douce bienveillance, sont plus actives, qu'elles acquièrent tous les talents, toutes les grâces, qu'elles contractent des habitudes qui doivent influer puissamment sur leur bonheur et souvent sur leurs maladies.

Suivez, Messieurs, la chaîne des idées, des sentiments qui accompagnent l'explosion de cette floraison du physique et du moral, vous verrez que les effets de l'attribut féminin, qui nous occupe en ce moment, marquent au coin du sexe tous les modes de sentir, toutes les espèces de passions et d'affections des femmes, et forment un des traits les plus remarquables de leur nature

« Qui sondera ces abîmes impénétrables ? s'écrie M. Virey ? Qui suivra les détours de cet inextricable labyrinthe de caprices, de dissimulations, de volontés inconstantes, où se joue une sensibilité vive, exaltée, plus mobile que l'air, laquelle n'est pas toujours assurée de ses propres déterminations ? » C'est le sentiment, Messieurs, qui nous guidera, ce regard rapide et sûr de l'âme qui, seul, a le pouvoir de saisir dans la vie des femmes le secret mobile de leurs pensées et de leurs actions, de leurs joies et de leurs douleurs, de leurs besoins et même de leurs maladies.

Pour le médecin, il ne doit exister d'autre aristocratie que celle de la faiblesse et de la douleur, et le portrait que nous faisons de la sensibilité de la femme se rapporte aux classes aisées de la société. Ce reproche d'une aristocratique prédilection, nous le mériterions, si, pour mieux connaître les ressorts cachés qui font mouvoir la femme, nous ne devions choisir des types qui soient l'expression la plus vraie, la plus complète de son naturel. La sensibilité de la femme appartenant aux rangs inférieurs de la société ne nous apparaîtrait qu'avec des caractères qui ne lui appartiennent point en propre. Comment suivre, d'ailleurs, cette sensibilité dans toutes les péripéties douloureuses d'une existence livrée au hasard des influences que la civilisation multiplie chaque jour? Elles sentent cependant, elles aussi, ces jeunes filles souffreteuses qui luttent contre des besoins sans cesse renaissants; nourries d'aliments grossiers, insuffisants, altérés, malsains, entassées dans des habitations étroites, humides, mal éclairées, elles ressemblent à ces plantes étiolées qui n'ont jamais reçu la lumière bienfaisante du soleil! Comment la sensibilité ne serait-elle pas pervertie chez ces êtres que vous avez rencontrés, comme nous, au sein de la grande ville, avec ces figures hâves, ces corps amaigris, ces constitutions détériorées? Dites-nous si ces malheureuses, qui s'élèvent au milieu de toutes les immondices de la capitale, qui plus d'une fois leur ont servi de lit, ne doivent point subir toutes les conséquences d'un pareil état de choses? La sensibilité n'est-elle pas comme l'intelligence, qui ne s'ouvre qu'à la lumière, de même que les fleurs ne s'ouvrent qu'au jour?

Messieurs, l'ingratitude est un vice odieux; n'accusons pas la femme, mais bien la nature et l'éducation. Cette jeune fille, elle aussi, avait convoité peut-être, dans ses rêves, l'empire de la beauté et l'éclat d'une brillante jeunesse. Aux prises avec un monde qui la brise par ses impitoyables et prosaïques réalités, les événements de la vie ne deviennent pour elle que déception, désenchantement et misère.

Le médecin ne peut se défendre d'un sentiment douloureux à la vue des piéges de toute nature tendus à la sensibilité de ce sexe faible et sans défense, et dont les conséquences terribles sont les naissances illégitimes, les avortements, l'adultère, le viol, la prostitution, le déshonneur et souvent le suicide. C'est ainsi que se pervertit la sensibilité de cette jeune fille, fascinée par le luxe et poursuivie par la débauche; impétueuse dans ses amours, elle le sera dans le vice; n'ayant plus d'espérance de reconquérir l'estime publique, elle voudra jouir avec intrépidité de la ruine même de sa réputation. C'est parce qu'elle a été esclave, qu'elle voudra s'en dédommager par le despotisme, se venger de son asservissement par la licence.

Ces phases si extrêmes dans l'histoire de la sensibilité de la femme sont pénibles à tracer, et il s'élève au fond du cœur je ne sais quel obscur chagrin; aussi reviendrons-nous à notre premier type. La femme, a dit le Dr Cerise, n'est véritablement femme que dans les classes élevées de la société; celles qui, dans les classes inférieures, ont marqué leur passage par des actes de sainte et sublime charité, par de romanesques et douloureuses agitations, formaient, par leur exquise sensibilité, une remarquable exception; elles appartenaient, par les priviléges de leur organisation, à une classe supérieure.

A peine soumise à l'influence de la puberté, des sentiments nouveaux viennent animer la jeune fille; et si les travers de la femme se développent à cet âge, on voit aussi germer les vertus qui les cachent à nos yeux. L'adolescente n'est jamais plus joyeuse que lorsqu'on lui confie un enfant au berceau ; on dirait que l'amour, la tendresse maternelle, la portent instinctivement à agir ainsi, afin qu'elle soit plus tard préparée à ces devoirs de la maternité. Voyez, en effet, avec quelle sollicitude elle veille sur lui, comme elle prévient et devine ses goûts, comme elle sait le calmer et lui faire patiemment attendre le retour de sa mère ! C'est dans cette belle partie de leur seconde saison que les femmes ont le plus de sensibilité ; cessant d'être amusées par le plaisir, elles cherchent le bonheur. L'influence des mouvements et des affections du cœur se manifeste alors, en donnant à leurs facultés intellectuelles une exaltation et un éclat extraordinaires. Ce n'est donc pas sans fondement qu'on a dit, en parlant de cet âge, qu'alors l'esprit vient aux filles. En effet, l'organe intellectuel reçoit une action vive, un excitement d'où résultent une fécondité d'idées et des effets admirables d'imagination. C'est sainte Thérèse qui a dit des démons : Qu'ils sont malheureux, ils n'aiment point ! Aimer est la passion que les femmes éprouvent avec le plus d'énergie ; elle leur appartient d'une manière toute particulière ; elle est leur âme, le charme, le bonheur et le tourment de leur vie.

C'est alors que la jeune fille choisit, d'une manière plus ou moins heureuse, l'objet de ses premières affections ; qu'elle se condamne elle-même à vivre dans une douce sujétion, ou sous un modeste servage. Que va devenir la sensibilité dans cette nouvelle carrière de la vie de la femme? Suivons-la, Messieurs, transformée en amour conjugal : amour sans fièvre, sans trouble, sans égarement; affection paisible et enchanteresse, dont l'influence se prolonge dans un riant avenir. Cette nouvelle expansion, imprimée à toute l'économie, est le résultat de la position avantageuse dans laquelle se trouve l'organisme, qui remplit ses fonctions pour marcher droit au but que la nature lui a assigné. Cette transformation va donner une nouvelle disposition aux facultés affectives et intellectuelles de la femme. C'est surtout dans le commerce de la vie, de la vie, ce rêve d'une ombre, selon l'expression poétique de Pindare ; c'est surtout au sein de la société que sa sensibilité brille de toutes ses qualités et de tout son éclat. Suite naturelle de la flexible organisation de la femme, elle produit le caprice, ce passage brusque d'un sentiment à un autre sentiment tout opposé. Les égarements de l'imagination ne sont autre chose que le flot des idées soulevé par la tempête des émotions tumultueuses ; et les désordres de la sensibilité ne sont souvent que le tumulte des émotions enfantées par la fantaisie et le caprice. Encore une fois, Messieurs, n'accusons pas trop cette aimable moitié de notre existence. Les défauts, les maladies qui ont leur source dans l'excessive émotivité des femmes, cette extrême surexcitabilité nerveuse dont elles sont affligées vient d'un système vicieux d'éducation qui a perverti leur sensibilité.

Remarquez cette jeune et vive élégante des cercles des plus brillants, cette enfant gâtée par l'adulation et rassasiée de fadeurs : la dissipation, les spectacles, les bals ajoutent à ses minauderies, à sa gracieuse impertinence ; ils impriment à son système nerveux une mobilité, une sensibilité extraordinaires. Il faut des vapeurs, des migraines, des nerfs agacés à cette jolie femme élevée dans la molle oisiveté et les délices.

Cet impérieux besoin d'émotions, dit Roussel, est quelquefois tel, que l'on a vu des femmes entourées des plus tendres affections, s'administrer, en secret et sans nécessité, des médicaments dangereux, s'imposer un régime nuisible, se livrer à des exercices funestes, courir même les chances d'une grave maladie, afin d'appeler sur elles une attention plus inquiète et une sympathie plus affectueuse ; afin de concentrer les hommages d'une plus vive sollicitude, on en voit même qui, déployant, pour se soustraire au calme des plus douces relations, toutes les ressources que d'autres consacrent à les reconquérir, recherchent, avec une frénétique ardeur, les prétextes d'une rupture imprévue et les agitations d'une explication impossible. Les larmes amères de la déception ont, pour plusieurs, un charme que n'ont point toujours les naïfs épanchements de l'amitié ; on les désire, on s'y complaît ; c'est l'émotion d'une victime imaginaire qui s'enorgueillit de son magnanime supplice.

C'est surtout chez ces femmes que cet empire du caprice et des émotions sur la sensibilité s'exerce d'une manière vraiment extraordinaire. Ne les voyons-nous pas souvent embrasser chaudement telle cause, par cela seul qu'un chef de parti, élégant diseur ou aimable convive, aura admiré, dans un accès de galanterie, leurs jolies mains ou leurs petits pieds? Leur extrême sensibilité explique pourquoi leur imagination, plus facile à s'émouvoir, plus susceptible d'exaltation, s'abandonne si aisément à tous les excès, se pervertit, s'égare et se livre à toutes les illusions.

Les devineresses, les pythies et les sibylles, jouèrent de grandes scènes à différentes époques, et aujourd'hui, Messieurs, dans un siècle de lumière, nous les voyons encore payer des oracles, courir chez les devins, interroger les tables tournantes, avec une confiance souvent dangereuse.

C'est ainsi encore que les rondes du sabbat, les épreuves du baquet de Mesmer, les oracles du somnambulisme, les fictives merveilles de l'homœopathie, ont successivement pris possession de leur raison, toujours prête à se soumettre aux influences contestées, aux émotions fortes et exceptionnelles. Ne nous affligeons pas de ces contradictions, de ces dissentiments, de ces disgrâces, qui tiennent à un agacement nerveux. Ce changement, qui est l'affaire d'un instant, passera, il fera place à un autre; le tour de la faveur reviendra. L'imagination, vous le savez, Messieurs, est la plus agile des facultés de l'entendement; on la représente avec des ailes. Cette faculté décevante, qui marche si vite chez la femme, quand elle n'est assujettie à aucune règle, va toujours au delà de son horizon intellectuel.

De là vient que quelques fins meneurs, abusant de sa crédulité des supertitions, aura bientôt ému son système sensible, en lui contant les prodiges incroyables d'une doctrine incomprise ; et ce sentiment du merveilleux, adroitement suscité chez la femme souffrante, n'est pas sans attrait pour son imagination. C'est le cas de dire avec un Ancien : Il leur est souvent advis qu'elles voient ce qu'elles ne voient pas, qu'elles sentent ce qu'elles ne sentent pas.

Toutefois, Messieurs, ces causes de surexcitabilité nerveuse, si nombreuses et si variées, sont évidemment nuisibles au développement régulier de la sensibilité ; elles donnent à la vie le bruit et la vitesse du torrent ; mais elles l'usent et l'abrégent.

Quelle différence avec la sensibilité de la femme modeste, qui sait attacher de l'importance au contrat qui la lie, et embellit sa maison de tout le charme des vertus domestiques ! Devenue mère, la femme agrandit la sphère de sa sensibilité. C'est auprès du berceau de son enfant que l'on peut étudier le plus tendre sentiment de la nature animée. Quoi de plus émouvant et de plus vrai que le tableau suivant : « O Rubens ! je laisse à ton pinceau le soin de rendre cet état touchant, où les dernières impressions d'une douleur qui s'éteint se mêlent encore dans la femme à la sérénité de la joie la plus pure ; où l'abattement, produit par des souffrances qui viennent de cesser, n'est point encore effacé par les plus doux sentiments qui puissent remplir l'âme ; où la crainte de perdre le jour, assez naturelle quand on souffre, vient faire place au plaisir délicieux de l'avoir donné à un nouvel être. »

Encore tout échauffée de ses souffrances, toute tremblante de l'angoisse de son travail, elle le caresse, cet enfant, le prend dans ses bras, l'enveloppe de ses vêtements et l'approche de son sein, la nuit, le jour, recommençant sans cesse un labeur qui ne la fatigue jamais, et, en échange de tant de sacrifices, ne recueillant que des pleurs et des gémissements. Plus tard, c'est en voyant le sourire de sa fille et les jeux de son enfant, qu'une mère est heureuse.

Où trouver, Messieurs, cette sensibilité, tout à la fois touchante et sublime, qui ne sent rien qu'avec excès, si ce n'est dans l'âme brûlante et passionnée des mères? Nous serions trop long, si nous voulions parcourir toutes les phases de cette sensibilité à cette époque de la vie. Ces grandes expressions, ces traits déchirants qui nous font palpiter à la fois d'admiration, de terreur et de tendresse, n'ont jamais appartenu et n'appartiendront jamais qu'aux femmes.

Naître à la vie, a-t-on dit, ce n'est rien que naître au plaisir et à la douleur. La mère ne borne pas sa tâche aux soins matériels qu'exige la conservation corporelle de son enfant : c'est elle qui agrandit la sphère de son intelligence, coordonne son existence morale, lui imprime toute la sensibilité de son âme, et le fait naître enfin à l'amour de Dieu et des hommes. A peine échappé aux périls des premiers âges, la jeunesse de ses enfants alarme à chaque instant sa tendresse, et leur sort futur est pour elle un motif continuel d'inquiétudes et de tourments.

Il ne faudrait pas croire que ces sentiments soient exclusifs. Grâces à sa mobile sensibilité, après avoir prodigué à ses enfants la tendresse dont elle est capable, elle la transporte successivement à celui qui partage son existence. S'il est souffrant, elle sera assidue auprès de son lit de douleur; concentrée dans son affection, son poste, la nuit et le jour, sera d'être auprès de son meilleur ami, ingénieuse dans les moyens de le soulager et soutenant son courage. Qui sait aimer comme une femme! a dit un écrivain moderne; qui sait, — sans être indiscrète, — lever l'appareil de nos blessures et les panser sans les irriter! La femme, Messieurs, s'identifie et console mieux; elle sait mieux parler le langage du cœur, parce que c'est le seul qu'elle comprenne bien et auquel elle cède toujours.

Cette sensibilité éclairée, qui sait respecter jusqu'aux caprices de la maladie, a donné lieu à ce proverbe honorable pour elle, que partout où il y a un être qui souffre, ses soupirs appellent une femme pour le soulager : *Ubi non est mulier, ibi ingemiscit æger.*

Éclore, s'élever, décroître et périr, est une marche commune à tous les êtres, et la nature, variée dans tout le reste, est au moins uniforme dans cet ordre; les fleurs se ternissent, et font place aux fruits qui doivent leur succéder et nous consoler de leur perte. Nous suivrons, Messieurs, le développement de cette sensibilité, depuis le moment où la pousse des bourgeons manifeste la force expansive de la vie, jusqu'à l'époque où, jaunissante, la feuille abandonne les rameaux, parce que seule la sensibilité ne doit pas suivre la destruction graduelle de tous ces charmes que les premières saisons ont vu briller avec tant d'éclat.

La femme est toujours femme ; seulement, sa sensibilité prend une autre direction : moins accessible aux douceurs de l'amour, son cœur le devient davantage à celles de l'amitié. Pour qu'une femme d'un âge mûr soit aimée et encore heureuse, a écrit Mme de Sévigné, il faut qu'elle soit bonne, parce que la bonté est de tous les âges, qu'elle plaît à tous et les rapproche tous. Vous savez, Messieurs, que Mme de Sévigné, chez qui la vivacité du sentiment, la richesse d'une imagination toujours riante et la plus douce égalité d'humeur, déguisaient si bien les progrès des années, toujours fêtée dans le monde, en faisait les délices à plus de soixante ans. Si je pouvais vivre seulement deux cents ans, écrivait-elle encore avec gaieté, je deviendrais la plus aimable personne du monde. Je me corrige assez aisément, et je trouve même qu'en vieillissant j'y ai plus de facilité.

Le vent de la destruction ne devrait, en effet, souffler que pour les êtres insensibles. On est toujours digne de vivre quand on est capable d'aimer !

La femme, en avançant en âge, loin de se flétrir dans l'abandon, devient l'âme d'une société nouvelle, l'ange tutélaire de sa nouvelle famille : ignorante de ce qui lui reste de charmes, quitte envers le monde, elle se retrouve au milieu des siens. Seule, elle possède cette bonté que rien n'épuise, ce tact infini qui prend sa source dans l'amour, et qui sait comprendre toutes les douleurs.

Triomphant d'un regret stérile, la Religion, cette autre façon d'aimer, est pour la plupart des femmes une source de pieuses jouissances et un doux refuge. Une sensibilité plus vive, dit Mme de Maussion, ou, si l'on veut, moins de force pour supporter la perte de ce qui leur est cher, nourrit aussi plus activement chez elles l'espoir et le désir de retrouver dans les éternelles douceurs de la félicité les objets qu'elles regrettent.

C'est ainsi, Messieurs, qu'arrivée au dernier âge de la vie, la sensibilité de la femme ne s'éteint pas avec ses charmes; cessant de plaire aux hommes par la beauté, elle se voue à son Dieu; elle guérit un amour par un autre, sans en être jamais désabusée; elle trouve dans la Religion une diversion, une consolation d'autant plus douce, qu'en aimant Dieu, elle aime encore.

Ce n'est pas que quelques-unes, dont la sensibilité plus vive a eu le plus besoin de plaisirs et d'adorations, ne soient affectées de vifs regrets pour ce qu'elles ont perdu, et ne voient sans tourments les torts affreux que l'impitoyable temps a faits à leur empire. Pour les dédommager des outrages que l'âge a fait subir et à leur beauté et à leurs charmes, leur sensibilité, moins capricieuse, leur donne encore des jouissances, et elles trouvent de vives consolations et de nouvelles extases jusque dans l'attendrissement et la joie solitaire que leur procure le souvenir de quelques faiblesses, qui leur reviennent toujours fugitives et douces comme des parfums lointains.

Messieurs, nous venons de parcourir rapidement devant vous les développements divers et variés de la sensibilité, le plus brillant attribut de la femme, se retrouvant en définitive dans tous les modes d'affection, d'émotion et de sentiment dont elle est susceptible. La sensibilité, qui n'est point sa vie, mais qui en accélère ou calme les ondulations, qui est le délire et le supplice de sa trop courte existence, a des traits et une physionomie dont la connaissance doit servir de base à la médecine et à l'éducation spéciale des femmes. Son existence entière se dépense à sentir et s'emploie à aimer. Dans toutes les époques, vieux ou jeune, heureux ou infortuné, indigent ou riche, malade ou brillant de santé, nous la voyons sacrifier sa propre douleur à la consolation de la nôtre. Enfants, elle nous élève; hommes, elle nous inspire : l'amour d'une mère nous appelle au bien ou au mal, l'amour d'une épouse achève notre destinée.

En formant des êtres si sensibles et si doux, la nature semble s'être bien plus occupée de leurs charmes que de leur bonheur. Sans cesse environnées de douleurs et de craintes, elles partagent tous nos maux, et se voient encore assujetties à des maux qui ne sont que pour elles. C'est le rôle du médecin, Messieurs, de conduire, de surveiller ces êtres si faibles et si intéressants; de les soutenir au moment des crises les plus redoutables, dans les transitions les plus orageuses, dans les fonctions les plus délicates. C'est le rôle du médecin de signaler et de ménager les écueils de cette douce sensibilité, afin de conserver leur santé ainsi que leurs charmes. Combien ne lui faut-il pas de précautions et de prudence pour gouverner la santé d'une organisation aussi frêle et aussi mouvante dans tous les états de sa vie! Combien de saccades dans les affections, de jeu et de détours dans les ressorts de cette inconstante sensibilité!

L'amour, Messieurs, qui n'est, d'après Mme de Staël, qu'un épisode de la vie de l'homme, devient pour la femme un roman tout entier : c'est ainsi que nous l'avons vue, jeune, aimer sa poupée; dans l'âge nubile, aimer un époux et ses enfants; dans la vieillesse, se vouer à son Dieu. La sensibilité délicate et mobile de cette charmante fleur, faite tout au plus pour briller doucement sur le parterre de la vie, était vraiment la seule qui pût plier ce frêle roseau sans le rompre devant tant d'orages accumulés, devant tant de dangers et de commotions.

Don le plus précieux pour la femme, qui sait n'y puiser que de nobles jouissances, elle devient pour l'infortunée, qui pourtant refuserait de l'abdiquer dans l'ivresse de ses joies, la source de tous les égarements de l'imagination, et la ruine de la santé et du bonheur.

www.ingramcontent.com/pod-product-compliance
Ingram Content Group UK Ltd.
Pitfield, Milton Keynes, MK11 3LW, UK
UKHW012126240726
13965UKWH00005B/1994

9 782012 995550